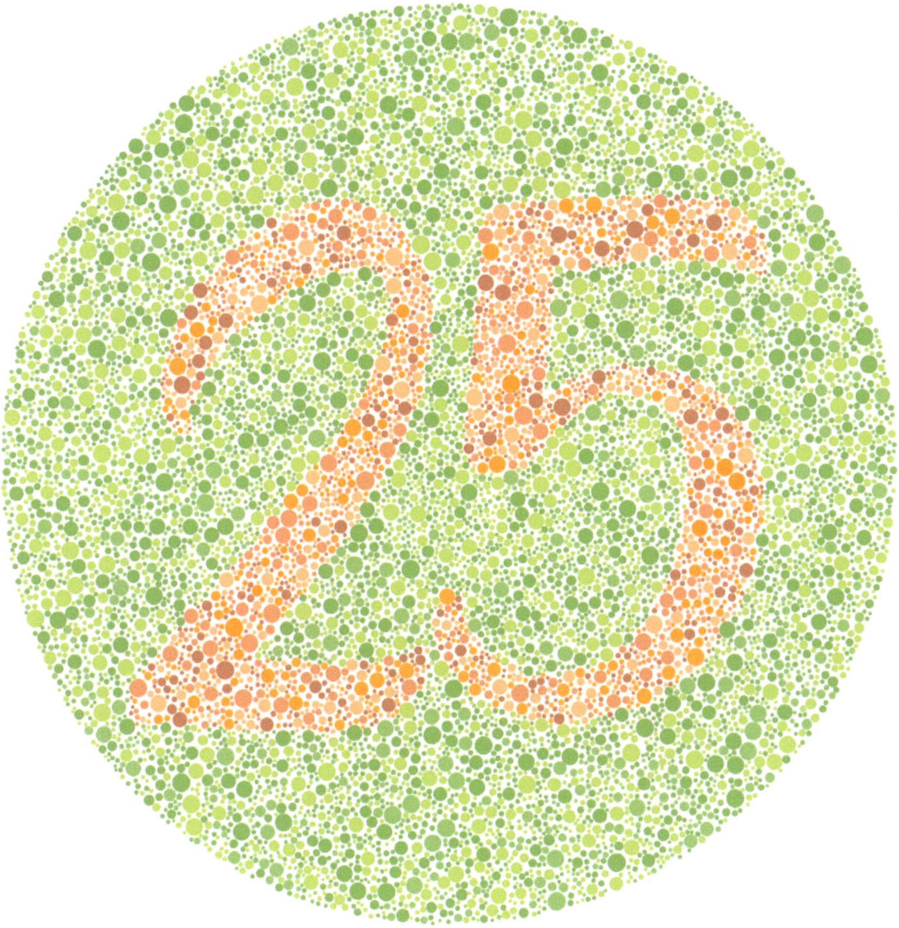

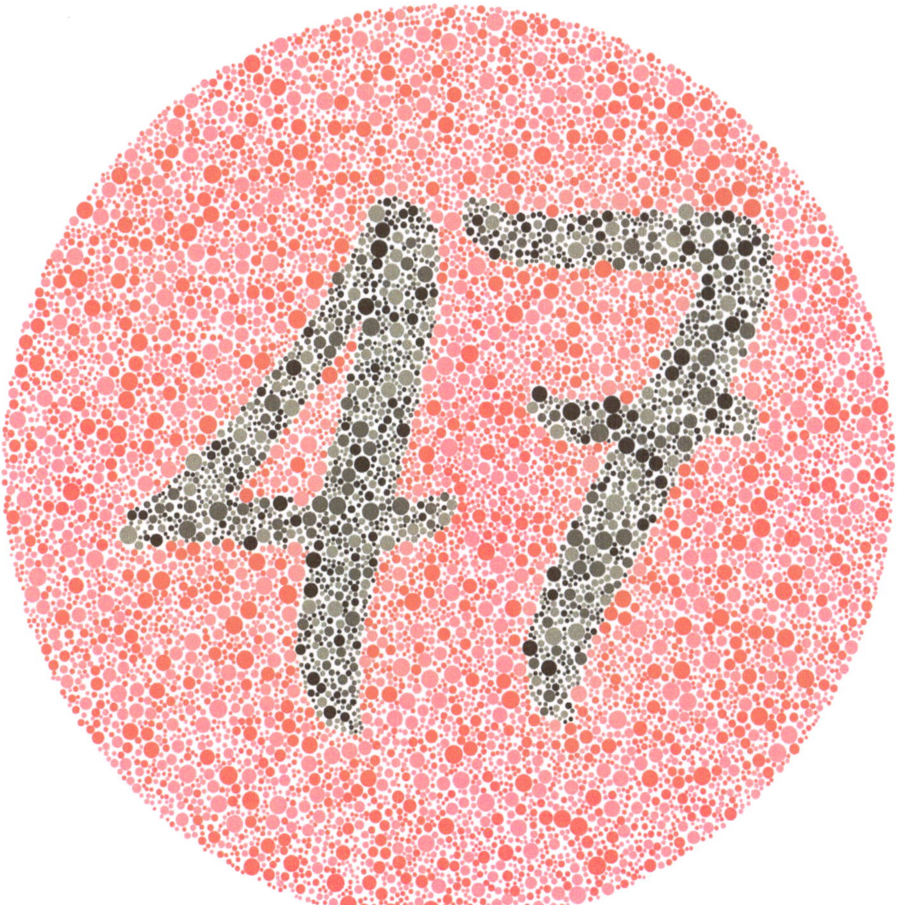
47

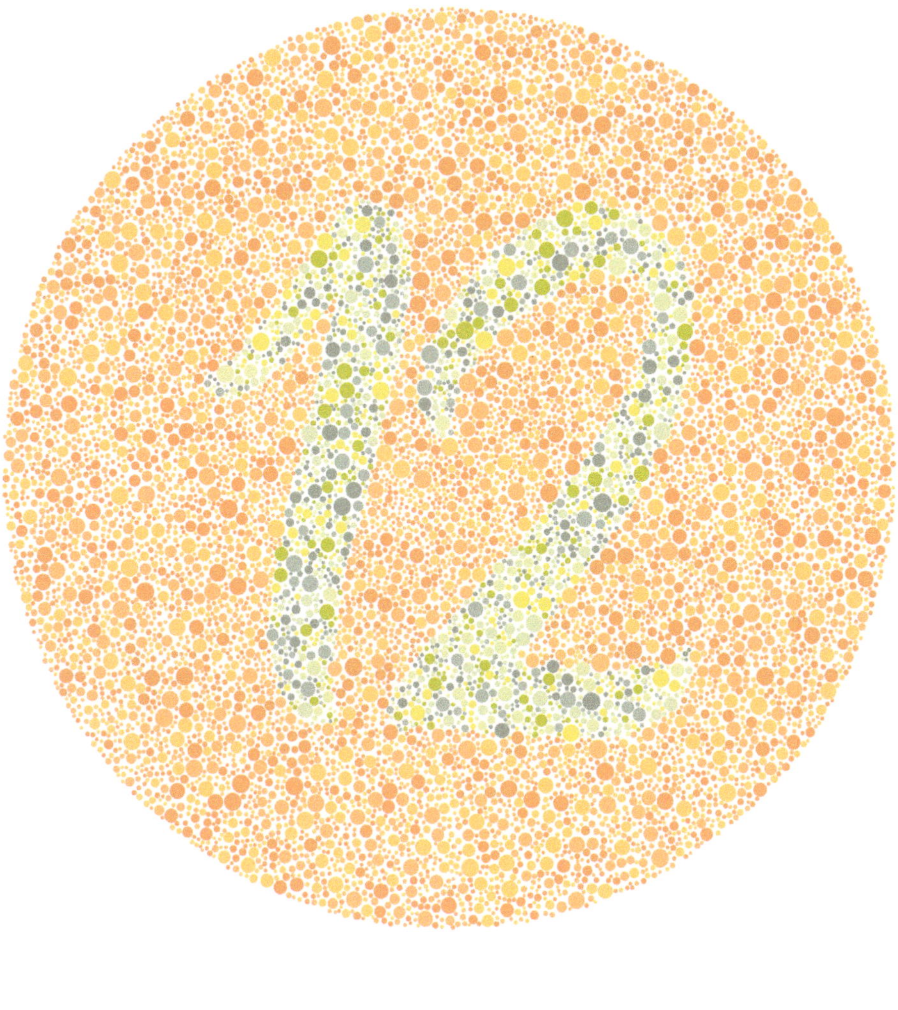
12

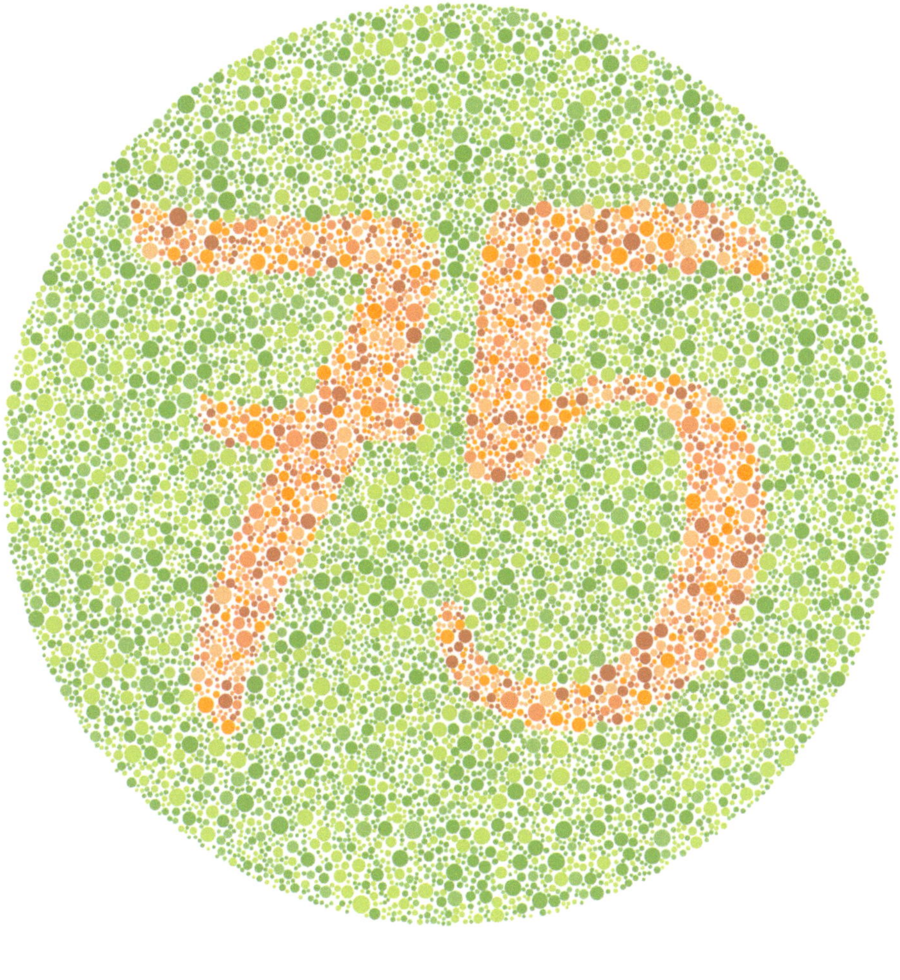
75

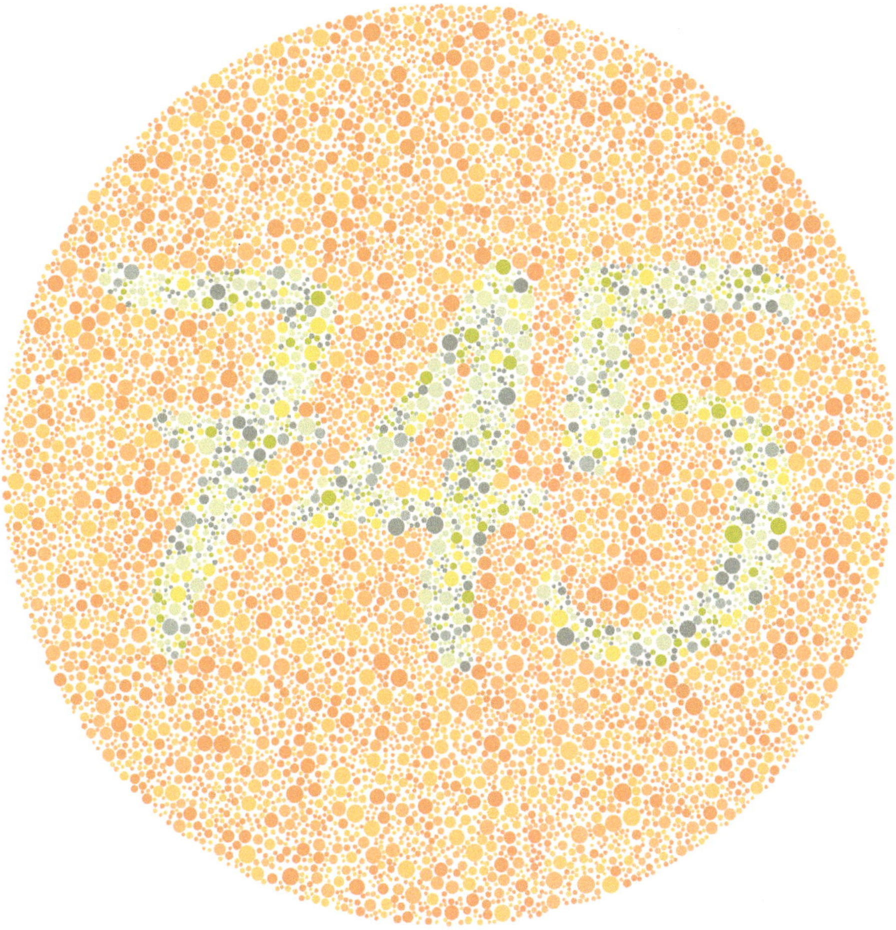

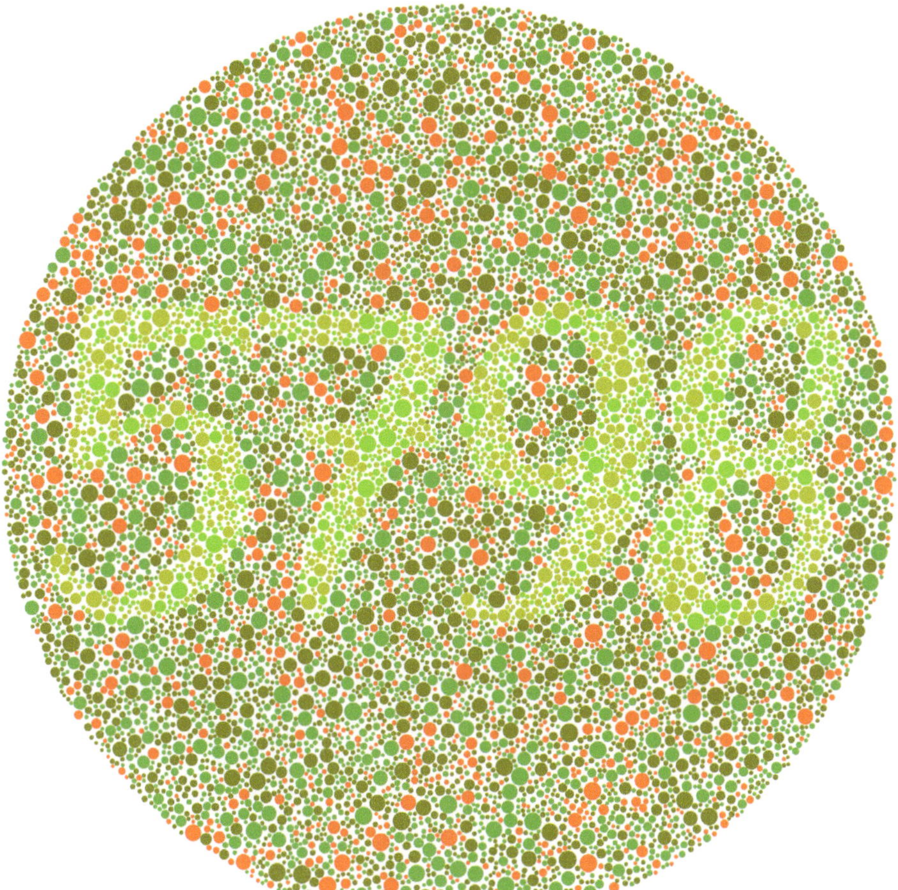

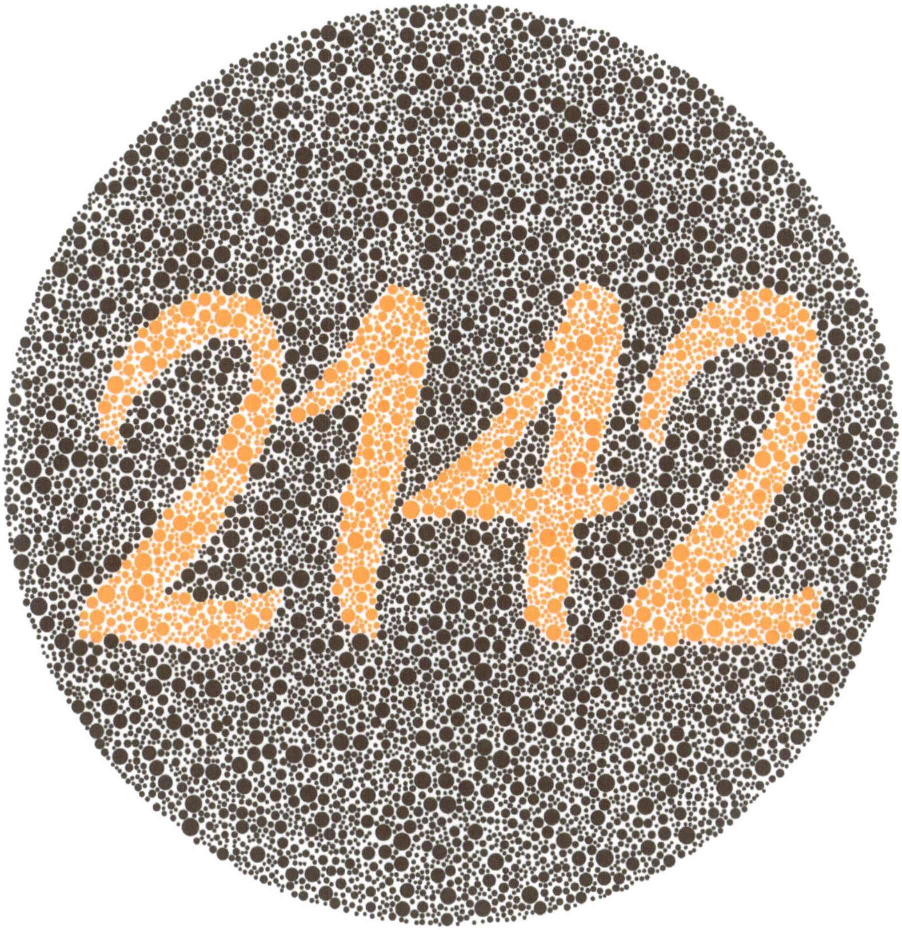
2142

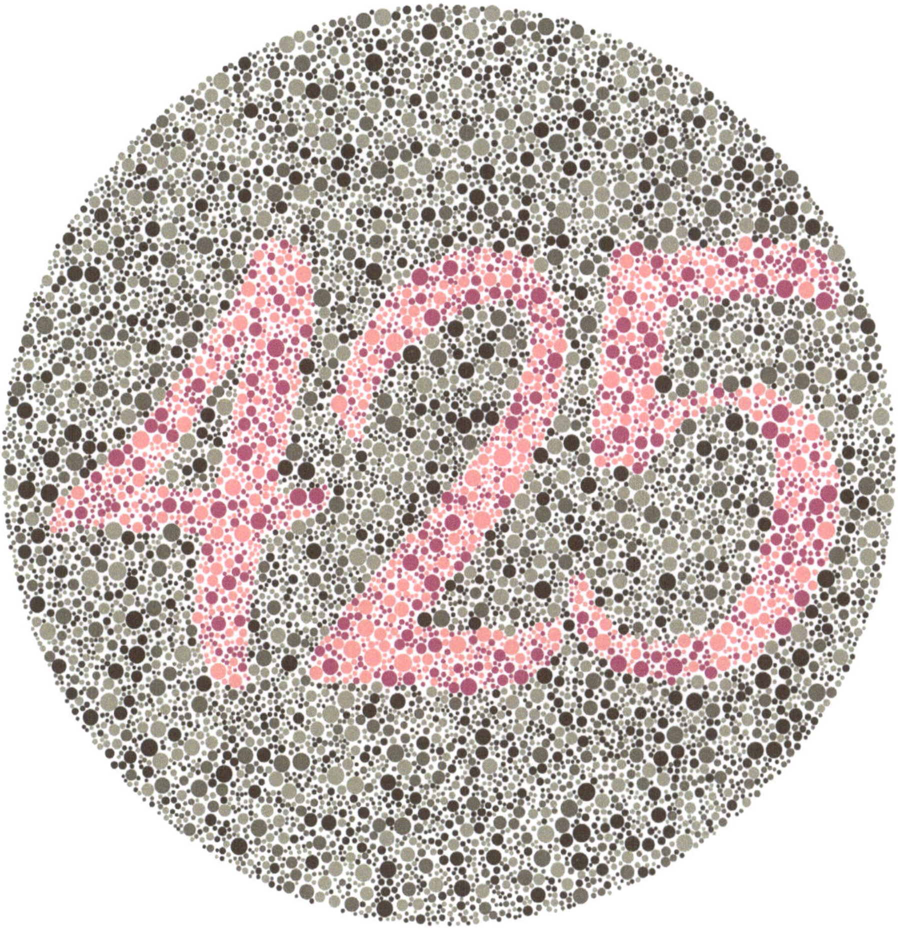
42

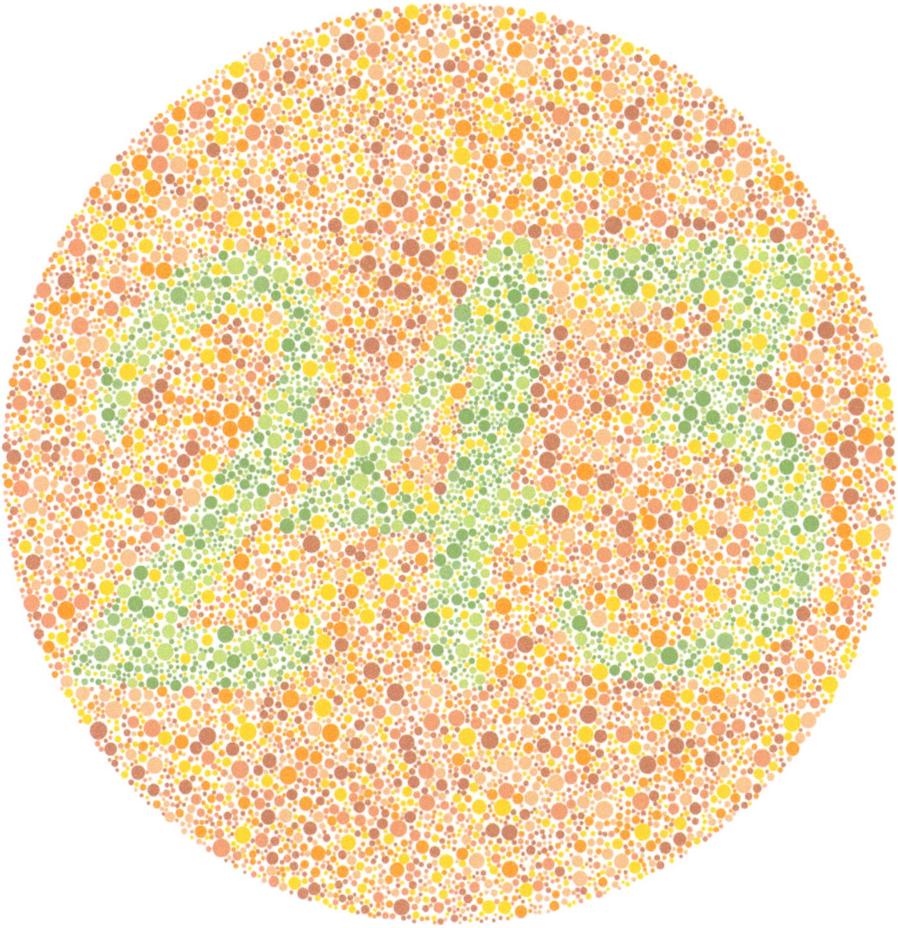

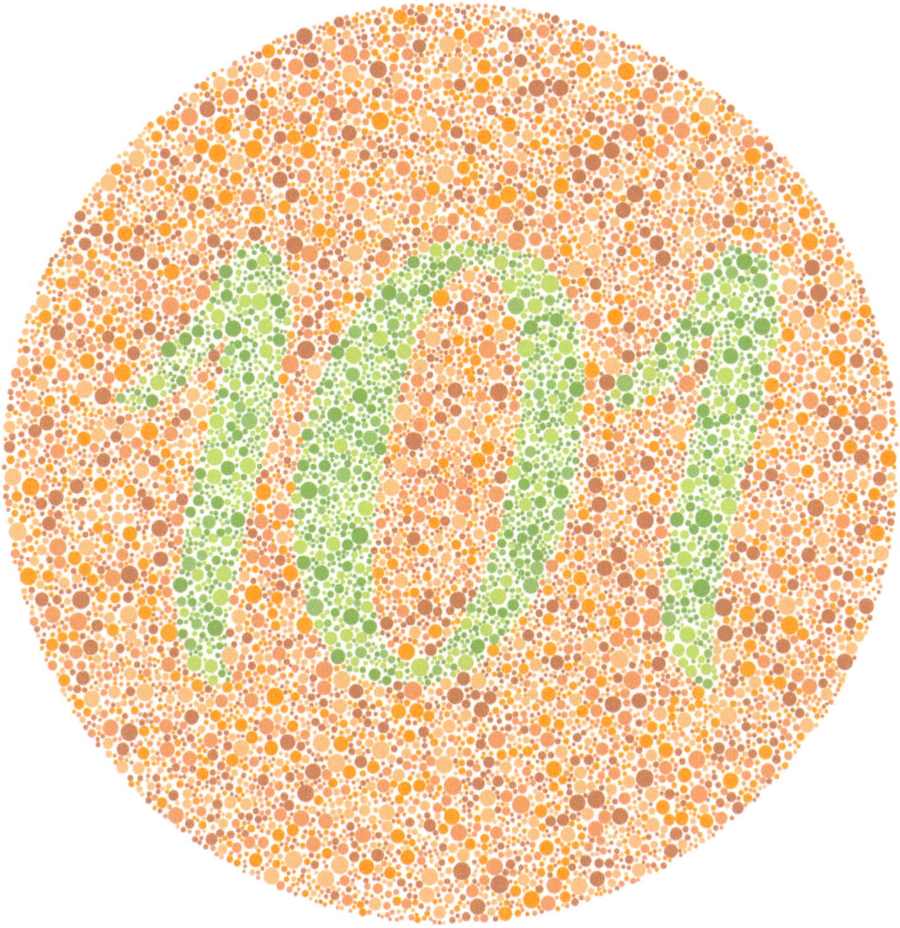
101

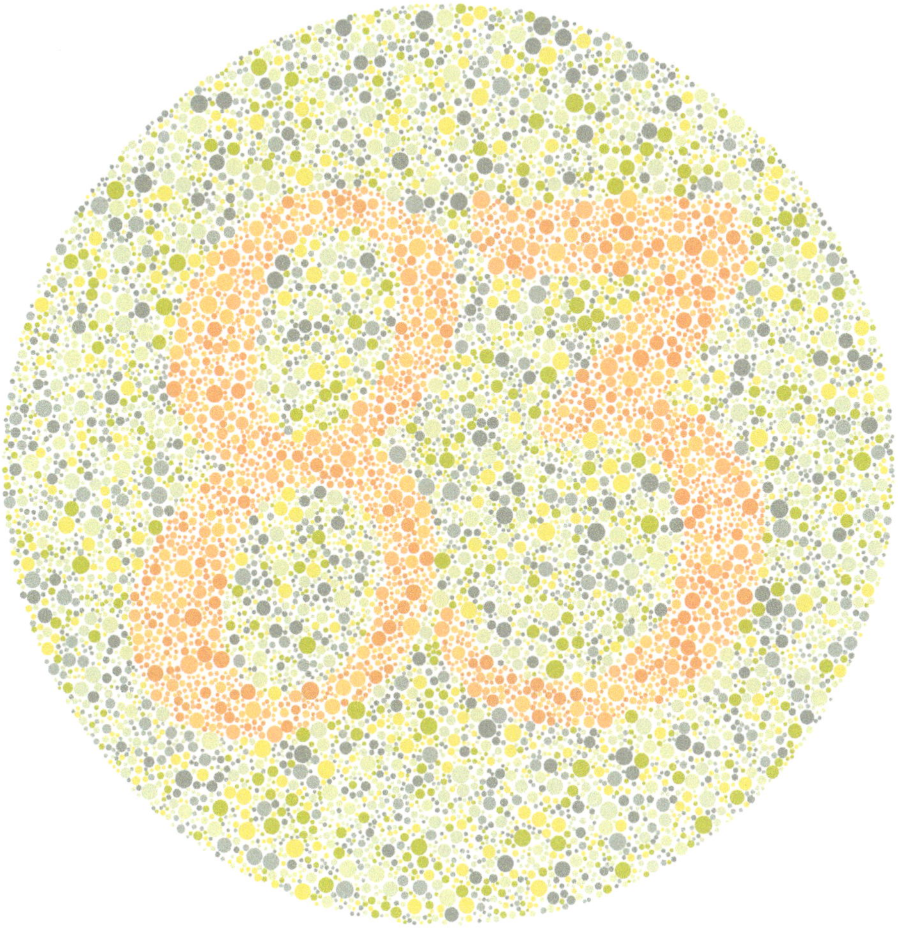

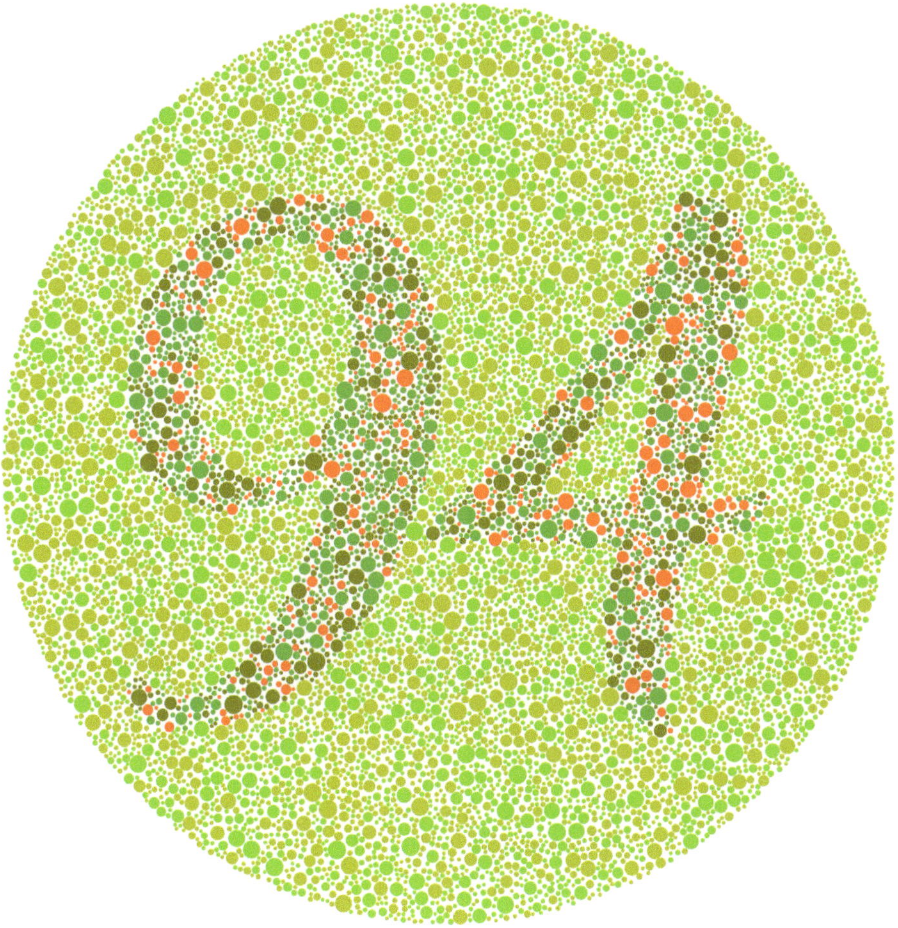

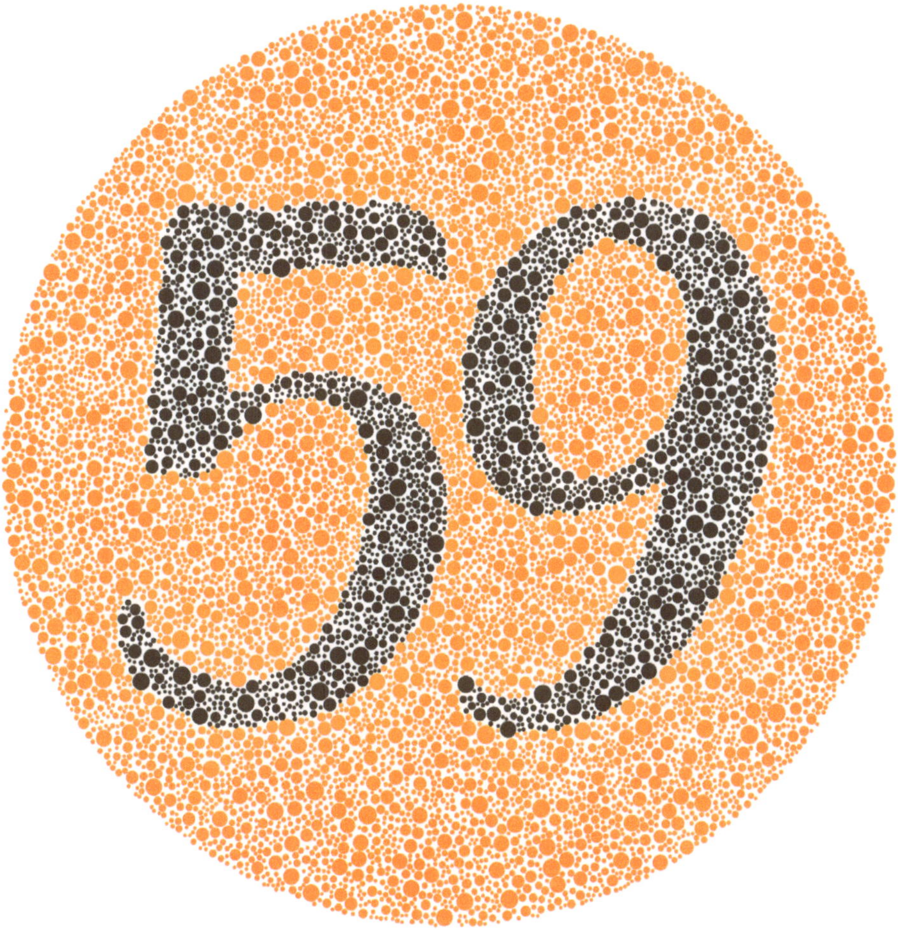
59

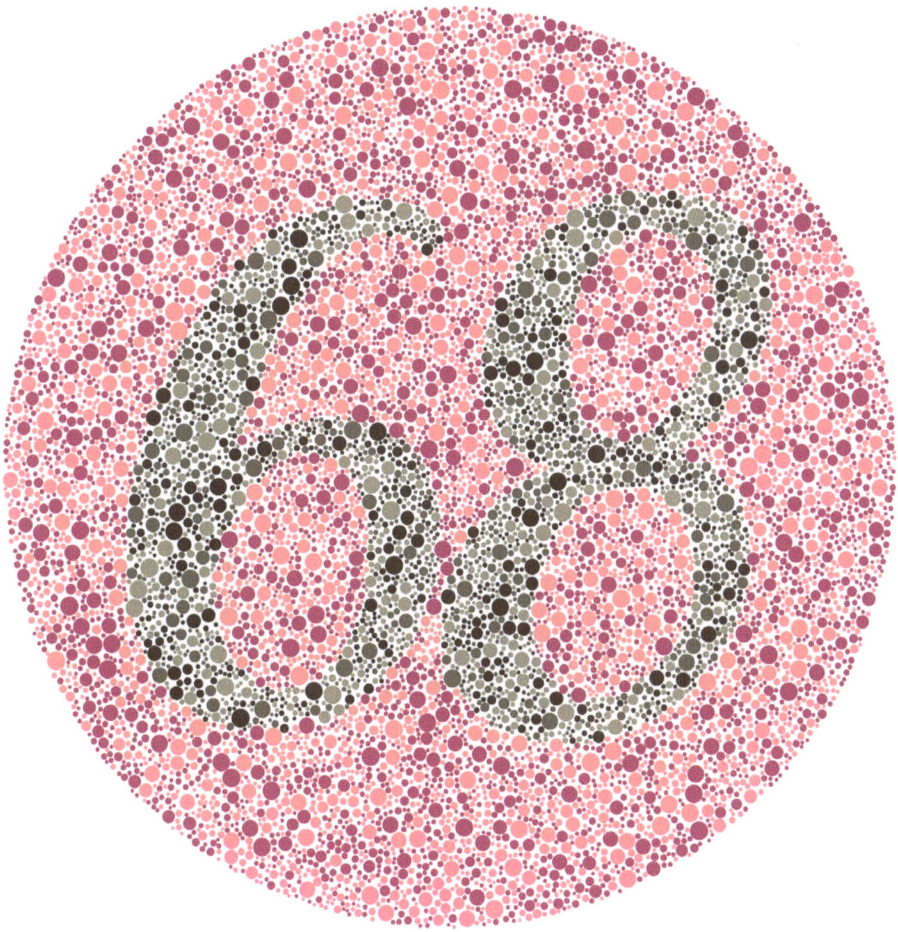
68

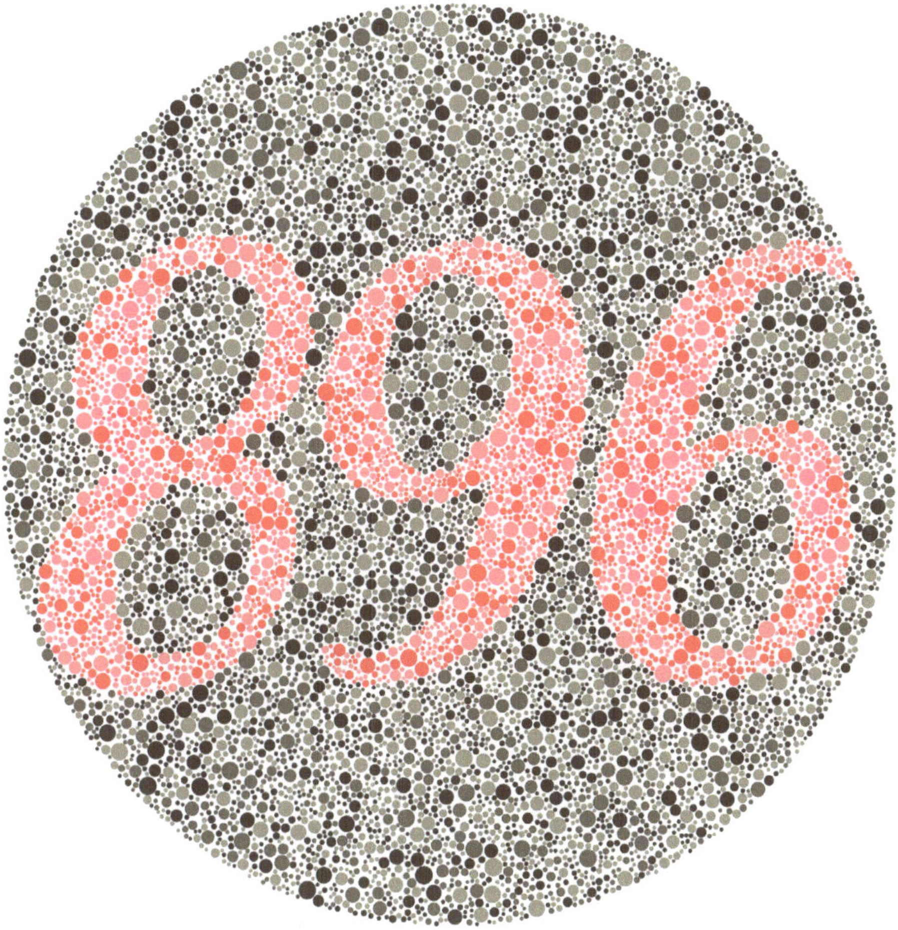

www.ingramcontent.com/pod-product-compliance
Lightning Source LLC
Chambersburg PA
CBHW050924290526
45792CB00002B/868
9798879767636